老年健康生活丛书

老年人营养常识

卢祥之　李卫真　李　超　顾汉章　编著

华 龄 出 版 社

责任编辑：薛　治　贾理智
封面设计：多元素文化创意有限公司
责任印制：李未圻

图书在版编目（CIP）数据

老年人营养常识/卢祥之等编著. —北京：华龄
出版社，2011.7
（老年健康生活丛书/常振国，张新建，卢祥之主
编）
ISBN 978 - 7 - 80178 - 869 - 6

Ⅰ.①老… Ⅱ.①卢… Ⅲ.①老年人-营养卫生-问
题解答 Ⅳ.①R153.3 - 44

中国版本图书馆 CIP 数据核字（2011）第 180119 号

书　　名：老年人营养常识
作　　者：卢祥之　李卫真　李　超　顾汉章　编著
出版发行：华龄出版社
印　　刷：北京画中画印刷有限公司
版　　次：2011 年 7 月第 1 版　2012 年 5 月第 3 次印刷
开　　本：880×1230　1/32　印　　张：4
字　　数：30 千字　　　　　印　　数：1～5 000 册
定　　价：20.00 元

地　　址：北京西城区鼓楼西大街 41 号　　邮编：100009
电　　话：84044445（发行部）　　　　传真：84039173

编委会名单

前　　言

我国已进入老龄化社会，截止到 2009 年底，老龄人口已达 1.67 亿，占全国人口的 12.5%。其中，空巢老人占了 50%。据有关部门预测，今后高龄化、空巢化现象还将日益严重，老龄问题成为"关系国计民生和国家长治久安的重大问题"。让所有老人都能安享幸福晚年，建立积极、健康、科学、文明的生活方式，不仅是每一个老人的强烈愿望，更是每一个子女、每一个家庭、每一个单位以及整个社会的神圣责任！

随着我国国民经济的快速发展，人民生活水平有了很大的提高。人们对生活质量的要求也从仅仅满足温饱向更高层次迈进，特别是对文化休闲生活水平的要求越来越高。老年人同样如此，他们不仅要求物质生活的保障，还需要丰富多彩的精神生活的满足。但是，急速变化的社会环境，给老年人带来了许多问题，同时，老年人由于年龄及身体状况的限制，他们的需求也有其自身特点：比如，老年人对健康的需要、对安全的需要最为强烈；对社交的需要、对学习新知识的需要相对较弱。又如，老年人获取各类信息的能力不强，需要社会在信息的提供方面给予更多的关照。作为专门为老年人出版图书的出版社，体察老年人的实际需要，满足老年人的日常需求是我们义不容辞的责任。为此，我们根据老年人的特点，策划了"老年健康生活丛书"，将老年生活中涉及的各个方面，诸如饮食营养、运动休闲、家庭急救、常见病防治、心理健康、居家安全、生活方式、合理用药等知识，约请有关专家参编了"九九康寿大系"及"九九夕阳红丛书"的部分内容，就相关问题提供了解决方法，帮助老年人打造健康的生活方式，为老年人健康长寿、安享晚年保驾护航。

考虑到老年人的自身特点、阅读习惯，本套丛书共分十册，每册3万余字，全部采用以图配文的形式，用大字号排版，四色印刷，使老年人在轻松的阅读中增长有益的健康知识与科普知识，并以此指导自己的生活。

榆林市委市政府历来对老龄工作十分重视，对老年人的健康生活非常关心，他们为本套丛书的出版提供了很大的支持。农工民主党文化工作委员会为书稿的组织给予了积极的帮助。在此一并表示感谢！

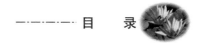

目　　录

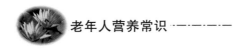

营 养 常 识

 节制饮食为何能延年益寿？

　　节制饮食与健康延寿的关系极为密切，研究寿命的科学家，曾对红沙山谷的长寿者进行了追踪调查研究，发现他们每天膳食摄入平均热能仅是 5020.8 千焦（是正常人的一半左右）；关于我国长寿区的调查，包括武汉、长春、巴马瑶族自

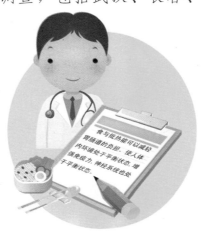

治县、长沙、咸阳、沈阳等地，发现长寿老人的共同点是：饮食清淡、不偏食，均有限制饮食的习惯，吃七成饱者占68%，咸阳市的老人们低热能者占83%。

减食与低热能可以减轻胃肠道的负担，使自主神经、内分泌和免疫系统受到良性刺激，由此可调动人体的调节功能，使人体内环境处于平衡状态，增强免疫力，神经系统也处于平衡状态。另外，限制食量还可使免疫中枢器官（胸腺）保持正常功能，还可保护细胞核中的脱氧核糖核酸（DNA）不受损害（DNA是生命的重要物质）。

经研究发现，生命早期过度饮食促进发育成熟；成年后过度饮食增加某些退行性病而缩短天年（应活到的年限）；老年各种功能减退，过量饮食常为发病诱因。据调查，25%的心脏病、22%的癌症、20%的糖尿病等，均与饮食过剩有关。统计资料还表明：凡是过食而超重的人，比体重正常的人短寿3.6～15.1岁。因此，可以认为长寿的基本条件，就是饮食不过量。

健康长寿之路就在足下，就看您怎样走了。只要营养平衡，摄入量适当，就足以供应人体活动所消耗的能量，多余者反增加机体负担。在"天人合一"的宏观指导下，老年人应顺应自然，日出而作，日落而息，粗茶淡饭，与世无争，以达延年益寿。

 ## 如何通过平衡膳食延年益寿？

一般来说，影响健康长寿的主要因素为疾病和衰老，而疾病的产生首先是个人抵抗力下降而造成的。如，导致人类病死的主要原因，已由过去的传染病，转变为现在的非传染病，而这些病又多是由于营养不合理、某些营养素过剩或缺乏所引起的。坚持营养平衡的膳食，可以使身体所需的营养达到平衡，大大提高自身免疫力，从而降低现代富贵病的发病几率，使人类变病死为老

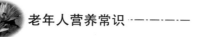

死，实际上达成长寿。

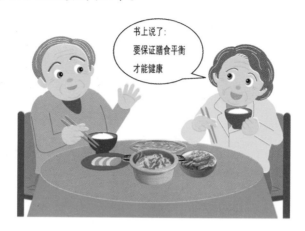

书上说了：
要保证膳食平衡
才能健康

　　那么怎样吃才能使膳食平衡呢？一般来说，有以下几个原则：

　　1. 主食搭配，包括细杂搭配、米麦搭配、粮薯搭配、粮豆搭配、粮瓜搭配、粮果搭配等；

　　2. 荤素搭配；

　　3. 粗细搭配，细粮指大米和面粉；小米、燕麦、高粱、玉米等称粗粮；

　　4. 品种丰富，每人每天的食物种类应多样；

　　5. 水陆搭配；

　　6. 饥饱平衡且适量；

　　7. 酸碱平衡，即注意酸性食物与碱性食物的搭配，控制酸性食物，适当增加碱性食物的比例；

8. 寒热平衡，即注意食物的寒热属性；

9. 五味平衡，即注意甜、酸、苦、辣、咸五味调味品或食品的平衡；

10. 四季平衡，即结合中医理论，注意四季饮食与养生的关系。

 ## 你知道老年人的营养新规定吗？

联合国卫生组织（WHO）对老年人营养的新规定，共有如下7条：

（1）脂肪应占膳食总热能的15%～30%．主要是豆油与芝麻油等。

（2）蛋白质占膳食总热能的10%～15%。

（3）微量元素锌应注意补充，富含锌的食物有沙丁鱼、马铃薯（土豆）、牛肉等。

（4）糖类应占膳食总热能的50%～60%，主要为谷物。游离糖下限为零，上限为100%，主要是指甜菜、甘蔗中提炼出来的游离糖，不包括蔬菜、水果、牛奶中所含的糖分。

（5）非淀粉多糖类纤维，每天需要16克～24克，主要存在于芝麻、香椿、稻米、豆类等食物中。

（6）食盐每天的上限量为6克，无下限量。

（7）胆固醇的上限量为：300毫克，下限为零。

 ## 黑色食品有何营养价值？

黑色食品指含有黑色素及以"黑"字命名的粮、油、果、菜、豆及菌类食品，如黑芝麻、黑米、黑木耳、乌骨鸡、紫菜等。黑色食品营养丰富，有保健养颜的作用，故有"长寿食品"之美名。如黑芝麻含有17种氨基酸、14种微量元素及多种维生素，故有很高的营养价值，特别适合老年人。黑米中含有人体不能合成的多种必需氨基酸、多种维生素及多种无机盐，具有滋补肝肾、健脾暖胃、养血明目之作用。黑木耳含多糖及微量元素等，有润肺涤痰、清理胃肠之功能，长期吃用可使头发黑亮，牙齿坚固。且有抗肿瘤的活性物质。

 ## 红色食品有何营养价值？

红色水果及蔬菜，可防感冒。如西红柿、红苹果、红苋菜、红辣椒等均含丰富的维生素C、微量元素及铁等。还有一种更重要，且多数人还不太了解的功能，即红色果蔬能使人体抵抗组织产生一种热能，控制因感冒而升高的体温，抗感

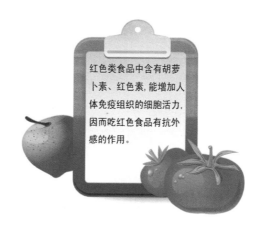

红色类食品中含有胡萝卜素、红色素，能增加人体免疫组织的细胞活力，因而吃红色食品有抗外感的作用。

冒因子，可直接抵抗感冒病毒。

红色类食品中含有胡萝卜素、红色素，能增加人体免疫组织的细胞活力，因而吃红色食品有抗外感的作用。

紫色、黄色、苦味食品有什么作用？

紫色食品，如常吃的紫茄子的营养价值比白茄子高，紫茄子能增加微细血管的抵抗力，防止血管破裂出血。对高血压、咯血、紫癜有治疗作用。

黄色食品，指黄色蔬菜及水果。这些食品所含的化学物质，具有预防心脏病及老年人明目都有正面的作用。

苦味食物是富含氨基酸的食品。氨基酸是人体蛋白质的重要成分。从已测知的 30 余种氨基酸的味道中，竟有 20 多种为苦味，占 70％以上。特别是含一种名为维生素 B_{17} 的物质，具有强大的杀伤癌细胞的"功力"，太平洋有一岛国竟无一人患癌，这与他们常吃的杏中含有丰富的维生素 B_{17} 有关。因此，我们应适当吃些苦瓜，饮咖啡、青茶、啤酒等有苦味的食物和饮品。

老年人食优质蛋白的意义是什么？

蛋白质是人体必须的营养物质。它是构成人体的基本材料，人体的每个细胞，每一个细胞器均含有蛋白质，并以特有形式参与生命的全过程。蛋白质与脱氧核糖核酸（DNA）结合后，参与遗传信息的传递与表述；与一些特殊物质结

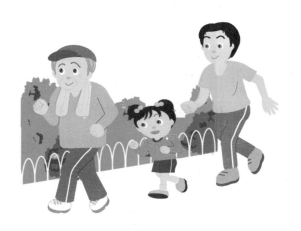

合，构成各种不同的酶与激素，以调节机体的代谢、生理和生化反应；还构成各种免疫活性物质，筑成一条有效的防御体系；蛋白质以特殊的结构形式，参与物质吸收、转运和储存；它还为机体提供 10％～14％ 的能量。所以说：如没有蛋白质参与，就不可能有生命活动。

 ## 老年人饮牛奶有何益处？

人到老年，身体各种器官的功能发生变化，如基础代谢率下降、牙齿脱落、消化能力下降等等。因此老年人对于营养的需求也有其自身特点：老人膳食中蛋白质含量应高一点，脂肪含量应低一点。

蛋白质是维持身体进行正常新陈代谢的必要物质，老年人必须要摄入足量的蛋白质。而牛奶中含有 3.3％～3.5％ 易被消化吸收的乳蛋白质，更适于老年人饮用。

多喝牛奶还可以让老年人从牛奶中获得如亚

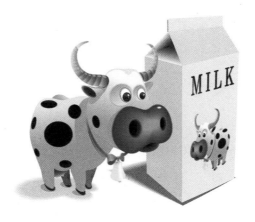

麻酸和花生四烯酸等人体必需的不饱和脂肪酸。
亚麻酸有显著的降低血胆固醇作用，花生四烯酸
可以降低三酸甘油酯。这对于防止动脉粥样硬化
和高血压都有好处。

　　牛乳脂肪是脂溶性维生素的含有者和传递
者。老年人喝牛奶可以补充包括上述维生素在内
的人体所需的所有维生素，特别是维生素 A 和
B2。

　　牛奶中的乳糖能促进人体肠道内有益的乳酸
菌生长，维持肠道的正常消化功能。乳糖还有利
于人体对钙的吸收，可防止骨质疏松等病症。

　　牛奶中含有多种矿物质，其中钙、磷、铁和

碘最为重要。与其他食物相比，老年人更易吸收和利用牛奶中的钙和磷。

另外，老年人患肝、胆疾病和糖尿病时喝牛奶，奶中的乳蛋白能促进细胞生成。高血脂老人喝脱脂牛奶，牛奶中的乳清酸可以清除附在血管壁上的胆固醇。轻度肾功能损害的老人喝牛奶，肾脏的排泄功能可以得到提高。高尿酸血症和痛风的老年人可以喝牛奶，因为其乳蛋白不含嘌呤。

 哪些老年人不宜喝牛奶？

牛奶过敏者：有人喝牛奶后会出现腹痛、腹泻等症状，个别严重过敏的人，甚至会出现鼻炎、哮喘或荨麻疹等。

胆囊炎和胰腺炎患者：消化牛奶中的脂肪，必须供给胆汁和胰腺酶，牛奶加重了胆囊与胰腺的负担，结果使症状加剧。

平时有腹胀、多屁、腹痛和腹泻等症状者：

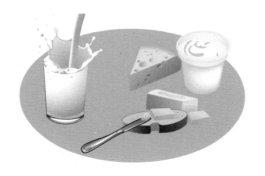

这些症状虽不是牛奶引起，但饮用牛奶后会使这些症状加剧。

 如何选择各种奶制品？

奶类营养成分齐全，又易消化吸收。奶类的成分是乳糖、水溶性盐类、维生素、蛋白钙磷复合体，以及由细小的脂肪颗粒构成的多级分散的乳胶体。鲜牛奶加工的奶制品有：炼乳、奶粉、调制奶粉、奶油、奶酪等。简介如下：

甜炼乳是在奶中加入 10%～15% 的蔗糖，经减压浓缩而成，不适于喂养儿童。

淡炼乳是由鲜奶经巴氏消毒并均质后，再浓

缩而成。在胃酸及乳酶作用下，易形成凝块，适合喂养婴儿。

奶粉有全脂奶粉、脱脂奶粉、乳清奶粉和调制奶粉等。均是由鲜奶经过消毒、脱水、干炼而成。

调制奶粉是对牛奶营养的组成上加以调整和改进，以适应特种人群的需要。如小儿的配方奶粉，是照母乳配制而成。

酸奶是以鲜奶为原料，加入嗜热乳酸菌和链球菌经发酵而成。酸奶中的乳糖转化为乳酸，可避免某些人的"乳糖不适应症"，风味得到改善。乳酸菌在人的肠道定植下来，克服腐胺类产生对人体的不良反应。老年人肠道菌群减少，对机体不利，而饮酸奶可增加肠道有益菌群。

 ## 豆腐适合中老年人有何道理？

豆腐是道家常菜，随着经济发展，生活提高，对其有些冷落。其实，豆腐是优质蛋白的来源。研究证明：豆腐基本上保存了大豆中的精华成分。豆腐与肉类比较，豆腐中的大豆蛋白质易被人体吸收，常吃也不会诱发高血脂、肥胖症等。

豆腐易咀嚼消化吸收，更适合于老年人牙齿不好及血脂偏高的需要。

老年人能否吃鸡蛋？

近十数年来，由于片面地宣传胆固醇的害处，因蛋黄中含胆固醇高，使很多人害怕吃鸡蛋，其实这是一种误解。

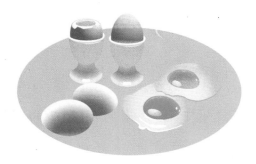

美国有一个专门研究鸡蛋与胆固醇的小组。他们对116名50～60岁男性，进行了半年的试

验。受试之前检测了胆固醇,头 3 个月不吃任何含蛋品的饮食;后 3 个月,每人每天膳食中加两个鸡蛋。结果:受试者的胆固醇没受鸡蛋的影响。

一个鸡蛋重约 50 克,含胆固醇 280 毫克左右,但并非食入后都被吸收进入血液中,且受血浆和组织对胆固醇平衡分解代谢、排泄等因素的影响,故一天吃两个鸡蛋是无不良影响的。

老年人吃鱼有何益处?

鱼与鱼制食品,特别是海鱼食品,是理想的保健食品。鱼制品易于消化吸收。故提请老年朋友莫忘吃鱼。牛肉在胃中需 5 个小时才能消化,而鱼仅 2～3 个小时就消化了;鱼肉中的蛋白质 83％～90％可被人体吸收,而家畜的蛋白质仅能吸收 75％;鱼肉在烹调过程中仅损失 20％的水分,家畜肉要损失 40％的水分,故鱼类食品柔软可口。又因老年人消化吸收功能均有不同程度

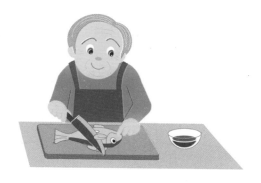

的减退，故鱼更适合老年人食用。还有资料说明：经常吃鱼者，患心肌梗死的比食畜、禽者少4倍。为保护心脏建议老年朋友应适量吃鱼及其制品。

蛋白质过量与疾病的发生有什么关系？

过食蛋白质对肾脏不利。蛋白质在消化过程中，肾脏担负着中间代谢产物的重吸收，以及终末代谢产物的排泄重任，故食入蛋白质过多时，增加肾脏的负担，老年人肾功能减退，不可过食蛋白质。肾脏病患者，特别是糖尿病、肾炎、肾功能不全等患者，进食蛋白质后其肾脏受损更为严重。因此，不能过量进食蛋白质。

蛋白质过量也可诱发心血管病。过量摄取动物蛋白质，随之摄入的胆固醇也多，胆固醇是引发心血管病的重要因素。

蛋白质摄取过量还与骨质疏松有关。中老年及绝经后的妇女，如过食蛋白质，使肾脏排出较多的钙，使维持骨质硬化的功能降低，易引发骨质松疏。

肝脏为修复肝细胞再生，每天需摄取 90 克～100 克蛋白质。如过多会转化为脂肪贮存起来，反而加重肝脏的负担，并形成脂肪肝。另外，没消化的蛋白质，在肠内腐败发酵，可加重氮质血症，氨中毒，发生肝性脑病。

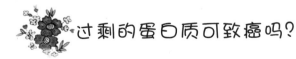

过剩的蛋白质可致癌吗？

蛋白质既是组成人体的基本物质，又为何可致癌？要知道一切事物都是一分为二的。物极必反，是根本法则。人体免疫系统的主力军，是白细胞和淋巴细胞。构成白细胞及淋巴细胞的主要物质是蛋白质，因而，必须有充足的蛋白质，才能维持强有力的免疫功能。但如果动物蛋白质过剩，则易致癌。

癌症专家说："吃过多的肉类及胆固醇的食物，不仅易患动脉硬化，也影响血液循环，使供给细胞的氧气减少，增加患癌症的机会。美国对膳食蛋白质与肝癌关系的动物实验：给3组动物喂黄曲霉素之后，分别在喂养动物的饲料中加蛋白质为8％、22％、30％，其实验结果是：加蛋白质最低的一组，其肝癌发病率为零；蛋白质最高的一组，其肝癌发病率为80％。我国有一项调查表明：妇女进食蛋白质和热能摄入过多，可使乳腺癌发病率升高。

患了哪些病症应忌吃鱼？

有过敏史的人，不宜吃青鲇鱼、沙丁鱼、金

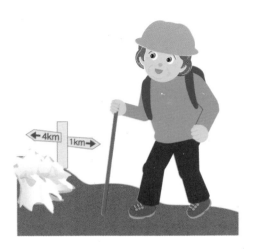

枪鱼等。这类鱼中含大量组胺等过敏物质。过敏者吃后易出现头痛、胸闷、恶心、口唇发麻、咽喉灼热感等，还常伴有腹痛、腹泻、皮肤发红水肿、起荨麻疹（鬼风疙瘩），甚则呼吸困难、血压下降而休克。

肝硬化者不宜吃鱼，因鱼中含有二十碳五烯酸，这种物质有抑制血小板凝聚的作用，肝硬化病人难以产生凝血因子，加之血小板偏低，容易出血，吃鱼后易使病情恶化。

患结核的病人，常需服异烟肼，该药除有抑制、杀灭结核杆菌的作用外，还有阻碍人体组胺氧化酶发挥作用，而鱼内含组胺高，食用后又无法分解，会出现组胺蓄积中毒。

患其他疾病．如血友病、血小板减少、维生素 K 缺乏等的病人，均不宜吃鱼。鱼中的二十碳五烯酸，可抑制血小板凝聚，影响止血，故应忌食鱼。

 脂肪对人体有什么重要性？

脂肪是人体代谢的主要能源，同时也是人体发育与健康的必需物质：脂肪摄入不足，将影响人的健美。它不仅是一种含高热能的营养素，也是构成脑细胞的主要成分，还是人体吸收利用脂溶性维生素的必需物质（维生素分脂溶性和水溶性两大类）。人体内含有一些必需脂肪酸的物质，如摄入不足，会使组织、细胞发生某些异常变化。这种必需脂肪酸，不能由糖、蛋白质转化，只有从食物中获得。脂肪的另一重要功能是参与性激素的合成与代谢，脂肪摄入不足，直接导致性激素含量降低，进而影响性器官成熟与发育。

老年人如缺乏必要的脂肪，导致脂溶性维生素不能吸收利用。再因胆固醇是参与性激素合成与代谢的物质，缺乏必要的脂肪，必将加速老年人性功能的衰退。因此，老年人不能拒食脂肪。

 鱼油何以有保护心血管的作用？

鱼油能使体内胆固醇降低 20％～25％，还能减少人体内 65％的三酰甘油，并能使血液粘度稀释，减少血凝固的可能性。因此，可作阿司匹林的代用品，防止心血管病发生。为预防老年人易发作的心血管病，应注意摄取鱼油。习惯上常把鱼油丢弃了，实在可惜。

老年人可多吃禽类脂肪吗？

禽类脂肪有保护心脏的功能。法国专家对法

国西部加斯科地区居民进行了食谱分析，禽类脂肪的化学成分接近橄榄油，有保护心血管功能。其根据是：加斯科居民摄入的禽类脂肪量，是法国其他地区的两倍，是美国人的 5 倍。但死于心脏病者，仅为 80/10 万，显著地低于法国其他地区的 145/10 万，美国的 315/10 万。让加斯科地区居民得益的脂肪来源，是由鹅、鸭等禽类提供的。

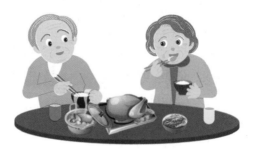

 老年人如何选择低脂饮食？

人老了，食量减少，口味差，在选择食品时总想着香一点，以调口味。在购买食品时，应注意如下几点：

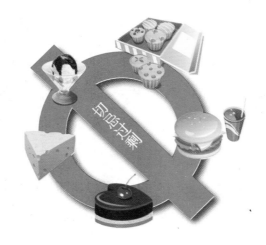

（1）选择含脂肪量低饮食品。

（2）不买无标签的食品。标签上不一定要求说明脂肪含量，但要留心是否有氢化植物油、全脂奶酪等名称，如果有就说明该食物含饱和脂肪酸。

（3）选择脱脂和低脂肪奶制品和烘烤食品。

（4）吃瘦肉时，去掉看得见的脂肪。

（5）多吃鱼，大多数的鱼含脂肪量低，鱼中的脂肪还能降胆固醇。

（6）少吃黄油、奶油、冰淇淋、快餐和炸土豆条、糖果、饼干和糕点。美国营养学家将美国快餐称为"垃圾食品"。

老年人为何需要补充维生素 C 与维生素 E？

已知"氧化压力"是使人老化和发生慢性病的主要原因。什么是"氧化压力"？指由氧化作用的化学过程中，产生的一种压力。老年多发病的产生，常由"自由基"（由化学反应而结合在一起的原子）和破坏身体脱氧核糖核酸（DNA）的危险分子引起。已经查明"自由基"经常出现在香烟烟雾和其他污染物中。均衡的膳食和维生素的补充，可以减轻"氧化压力"的损害。维生素 C、维生素 E 对减少癌症、心脏病、白内障、大脑功能障碍等，均有很好的防治作用。

富含维生素 E 的食物有麦芽、大豆、植物油、坚果类、芽甘蓝、绿叶蔬菜、菠菜，有添加营养素的面粉、全麦、未精制的谷类制品、蛋

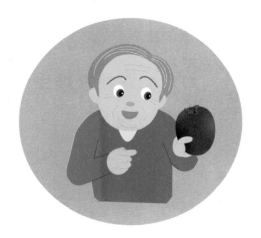

等；富含维生素 C 的食物有新鲜蔬菜如青菜、韭菜、菠菜等，新鲜水果如桔子、柚子、柠檬、红枣、山楂、猕猴桃等。

 ## 老年人为何要补锌？

人体对锌的需要量仅次于铁，特别是活动量减少的老人，更易缺锌。人们一般比较重视补铁而忽视补锌。

锌的重要功能主要是与蛋白质和核酸代谢有密切关系。锌缺乏则影响胸腺和 T 细胞的功能，

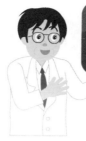

> 锌缺乏使免疫功 能明显降低,使老年人的抗病能力下降,并加速衰老进程

使免疫功能明显降低，使老年人的抗病能力下降，并加速衰老进程。

缺锌的主要表现是食欲不振，味觉和嗅觉障碍，腹泻、呕吐，易受感染，脱发，脆甲症，精神障碍，记忆力下降，慢性疲劳，运动失调等。长期缺锌，将严重影响老年人的生活质量。

老年人缺锌的原因何在?

老年人缺锌的主要原因是由于深居简出、活动量减少、食物单调引起的。人体对锌的需求量是多少呢? 青壮年每日30毫克;70岁以上者，男性每日10毫克，女性每日9毫克。

日本学者对 145 例居家老人经 5 年随访与研究，发现他们患低血锌症（$<66\mu g/dl$）的几率明显高于经常活动的老年人。从血清锌的浓度看，一般老年人患低锌血症为 19%，而居家老人为 56%。对居家老人的研究表明，按判定生活自理程度的 JABC 分析，从 J（日常生活几乎能自理）到 C（整天卧床、排泄、饮食、更衣均需他人照料），生活不能自理的 C 级患低锌血症的几率明显高于生活基本能自理者。

怎样预防缺锌？主要是注意摄入含高锌的食物，如鸡肉、鸭肉、蛋类、鱼虾、芝麻酱及坚果类。经常吃这些食物，就可补足生理所需要的锌量。必要时，可服治胃溃疡的"聚普瑞锌"，每日 100 毫克（含锌 35 毫克）早晚分服，70 天左右可使血清锌恢复到正常水平。

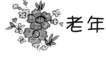 ## 老年人为何要吃含铜的食物？

铜是人体中不能缺少的微量元素之一，尤其

是中老年人，铜含量的多少，对维护健康有重要意义。

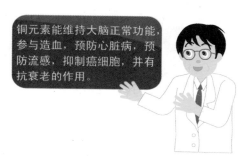

铜元素能维持大脑正常功能，参与造血，预防心脏病，预防流感，抑制癌细胞，并有抗衰老的作用。

人老先从大脑开始，铜、锌、铁等元素，都是维持大脑正常功能必不可步的元素。铜元素含量减少，从而引起人的记忆力减退，思维混乱，反应迟钝，步态不稳，运动失常等病态。同时，人体在造血过程中，血红蛋白中的铁，需要来源于食物中的二价铁转化为三价铁，在这个转化过程中，必须有铜参与才能完成。可知，如果体内缺少铜元素，就会因铁转化困难而诱发贫血。

 ## 铜元素为何能防病抗衰老？

有资料提示：在预防心脏病时，绝不可忽视

铜元素的正常补充，因为铜在参与人体多种酶的合成中，能够促使胶原物质正常产生。胶原物质可以促使心脏和血管壁保持弹性，起防止动脉硬化的作用。

人的衰老是渐进的，是由体内一种自由基的代谢产物所致。自由基会损害细胞的正常生长与活动，导致细胞死亡，使许多重要酶的活动功能降低或丧失，造成多种老年病。从研究中得知：含铜的金属硫蛋白，以及超氧化物歧化酶等，具有很强的清扫代谢废物的功能，对抗衰老是极为有益的。铜元素与人体中的黑色素代谢密切相关。故如能保持体内铜元素含量正常，可保持黑发不衰。已知铜元素还有预防流感的作用，还可抑制癌细胞。

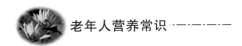 怎样补充铜元素？

目前饮食中对铜元素摄取普遍不足，与生理需要相差一半。故必须吃含铜食物来补充铜元素的不足。其基本方法有 3 条：其一是常吃动物肝、牡蛎、虾、豆类及果仁等；其二是不可吃过于精制的谷物；其三是饭后不可立即吃维生素 C，因为维生素 C 干扰人体对铜元素的吸收。

铜元素虽然重要，但如摄取过量对健康也是不利的。每天摄入 2 毫克就足够生理需要。

 ## 老年人为何需多吃蔬菜？

蔬菜是我们膳食中极为重要的组成部分。早在 2000 多年前，我国最早的一本医书《内经》里就有"五谷为养，五果为助，五畜为益，五菜为充，气味合而服之，以补益精气"的论述，提出了饮食必须有蔬菜，尤其是老年人。因为蔬菜类不但维生素 C 含量丰富，也是胡萝卜素、核黄素、纤维素、无机盐及多种微量元素的重要来源，又是维持体液酸碱平衡所需的碱性食物来源。是维持生命不可或缺的。

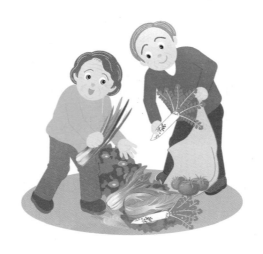

老年人更是如此。

食用蔬菜你有误区吗？

中华民族地域广阔，资源丰富。加之现今科技发达，交通便利，佳蔬已不分南北。但由于饮食的习惯性、传统性的束缚，使我们在对某些蔬菜的认识中仍有误区和盲点，如常见的萝卜、莴苣是食茎而弃叶，芹菜是食茎而弃叶丢根，菠菜是食叶弃根，殊不知这些蔬菜的叶或根中的维生素含量远远大于我们所取的根和茎。如钙含量萝卜叶是萝卜的 3 倍，胡萝卜素的含量萝卜叶比萝卜多 144.5 倍；莴笋叶的钙含量是茎的 5 倍多，胡萝卜素的含量是茎的 100 多倍，抗坏血酸的含量是茎的 15 倍。所以吃这些菜时，应尽量把能吃的嫩叶利用起来。

 ## 哪些蔬菜中含有 B 族维生素？

蔬菜中的 B 族维生素计有：维生素（B_2、B_6、B_{12}）及叶酸，均有防癌作用。维生素 B_2

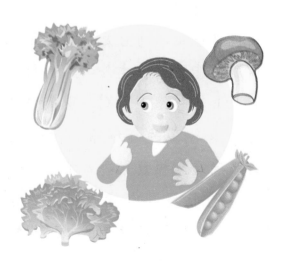

可降低化学致癌物质在人体内的毒性，含维生素 B_2 的蔬菜有新鲜绿叶蔬菜、紫菜、香菇、鲜豆类等；叶酸及维生素 B_{12} 缺乏，是发生食管癌的主要因素。叶酸缺乏可导致宫颈癌、结肠癌、直肠癌。含叶酸的蔬菜主要为绿叶类蔬菜。

 老年人食韭菜有哪些不宜？

"夜雨剪春韭，新炊间黄粱"，杜甫赞韭的佳句脍炙人口，初春乍到，必欲先尝而后快。是的，韭菜不但是佳蔬，而且是良药。因为韭菜中除含有蛋白质、脂肪、糖类外，最有价值的是含有丰富的胡萝卜素与维生素C。现代医学研究证明。韭菜除了含较多的纤维素，能增强肠胃蠕动，对预防肠癌有积极意义外，它含有的挥发性精油及含硫化合物更具有降低血脂的作用。因此，食用韭菜对高血脂及冠心病患者也颇有好处。

但是，韭菜性偏温热，多食易生火。因此，阴虚火的旺者不宜多食；胃虚有热、消化不良或饮酒后也不宜食用；且食韭菜宜鲜勿老，夏热季节韭菜纤维多而粗糙，不易被肠胃消化吸收而引起胃肠胀满、腹痛、腹泻等。故食用韭菜要注意季节和鲜嫩程度。

老年人为什么应吃些马齿苋？

马齿苋可谓是天然的抗生素。它叶青、梗赤、花黄、根白、子黑，故又称五行草。它既能做菜又可当粮，且有很好的医疗作用，故在我国民间又叫它"长寿菜"、"长命菜"。现代医学研究证明：马齿苋含有大量去甲基肾上腺素和多量钾盐，含有二羟乙胺、苹果酸、葡萄糖、钙、磷、铁，以及胡萝卜素、维生素B、维生素C等营养物质。因此，经常食用马齿苋菜，不仅可以补充身体营养，而且绝无增高胆固醇之虑，实为中老年人的天然佳蔬。

更为难得的是，经药理试验证实，马齿苋对痢疾杆菌、大肠杆菌和金黄色葡萄球菌等多种细菌有很强的抑制作用。煎汤、捣汁内服或外用，对肠炎、痢疾、湿疹、皮炎、乳痈、痔疮出血、毒蛇咬伤，以及肺结核等，都具有很好疗效，其清热利湿，止痢消痈，解毒疗疮的功效屡试屡验，可以说"天然抗生素"的美称当之无愧。

 ## 夏天老年人为什么应常吃丝瓜？

丝瓜，原产于印度，唐末始传入我国，故又叫"蛮瓜"。丝瓜含有丰富的营养，它所含蛋白质、淀粉、钙、磷、铁和胡萝卜素、维生素 C 等，在瓜类蔬菜中都是较高的。它所提供的热能仅次于南瓜，在瓜类中名列第二。因为丝瓜味道清香，性味甘平，有清暑凉血、解毒通便、祛风化痰、润肌美容、通经络、行血脉等功效，故老年人夏季应常食之。

为何多吃黄瓜好处多？

　　黄瓜，原产于印度，西汉时期才引进我国，当时称"胡瓜"；至南北朝时才改名为"黄瓜"。黄瓜含维生素等营养物质较少，98％都是水分，只含有微量的胡萝卜素、维生素C等，那么为何老年人又应常食呢？这是因为食用黄瓜，有着许多出乎你意料之外的好处。

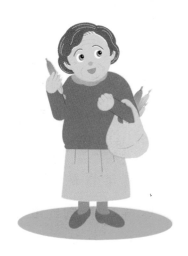

　　（1）黄瓜含有纤维素，对于促进肠道中腐败食物的排泄和降低胆固醇，有一定的作用。

（2）鲜黄瓜中含有一种丙醇二酸，它可以抑制糖类物质转变为脂肪，这对于中老年身体超重的人来说，是最佳的减肥品。

（3）现代药理研究表明，黄瓜头含有一种葫芦素 C。动物试验证明，这种物质具有明显的抗肿瘤作用。《本草求真》曰："黄瓜气味甘寒，服此能清热利水……叶及藤性味微寒，具有清热、利水、除湿、滑肠、镇痛等功效。"

为什么说常食山药瘦身健？

山药又名薯蓣、薯药、山芋，为多年生缠绕草本，食用部分是它的块茎。我国食用山药的历史已达 3000 多年。据分析，山药是一种营养价值很高的食物，含有丰富的淀粉、蛋白质及钙、磷、碘、维生素 C 等。特别是山药中的淀粉酶，能合成蛋白质和糖类，有滋补作用。《本草纲目》云："山药，补虚赢，除寒热邪气，补中，益气力，长肌肉，强阳。久服，耳目聪明，轻身，不

饥，延年，主头风眼眩，下气，止腰痛，治虚劳
赢瘦，充五脏，除烦热。""补五劳七伤，开达心
孔，多记事。""强筋骨，主泄精健忘；益肾气，
健脾胃，止泄泻痢疾，化痰涎，润皮毛。"现代
医学认为，常食山药，对糖尿病者有较好的治疗
效果。

 ## 老年人常食茄子好吗？

茄子有紫色、白色、椭圆形、长圆形等多个
品种，是秋季的一种大众蔬菜。由于南北交通的

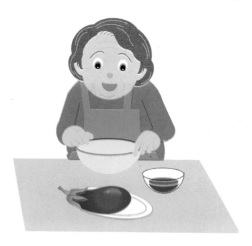

便利及蔬菜基地的增多，加之其自身营养成分的不太丰富，已越来越不受人们的欢迎。殊不知，茄子虽然营养物质含量较少，但它富含维生素 P和皂甙等物质，可使血液中胆固醇水平不增高，提高微血管抵抗力，因而具有很好的保护血管的功能。因此，中老年人及患心血管病或胆固醇高者，应该经常吃茄子，这对健康长寿十分有益。且茄子肉质柔软，易于消化，所以对老年人非常合适。

西红柿内含番茄碱，老年人宜吃吗？

西红柿即番茄，原产南美洲，引种我国仅约100 年。番茄碱只存在于未成熟的番茄里，多吃会发生中毒，出现恶心、呕吐、头晕、流涎及全身疲乏等症状，严重时还会发生生命危险。但这种有毒物质含量随着番茄的不断成熟而降低，到番茄成熟呈红色时，番茄碱已基本消失了。再食非但无害，而且对人体还非常有益。夏季用来消

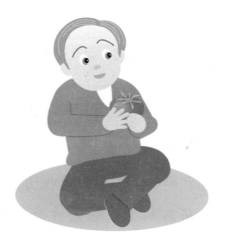

暑解渴，可与西瓜比美。然而，番茄中维生素 C 的含量要比西瓜高 10 倍，各种维生素含量比梨、苹果、香蕉、葡萄等高 2～4 倍。更可喜的是，由于番茄含有多量果酸对维生素 C 有保护作用，当生吃时这些维生素和其他营养成分几乎毫无损失。因此，常吃番茄对于治疗坏血病、过敏性紫癜、感冒和促进伤口愈合，都有重要的作用，而番茄与其他菜同烧还能促进食欲，帮助消化。另外，番茄中含有的番茄素，有助于利尿，常吃番茄，对肾脏病患者也很有利。因此，不要因为它含有番茄碱而不敢食用。

多吃葱头真的能降低胆固醇吗?

葱头又名洋葱。它的医药效力，自 5000 多年前成为人类的食用菜蔬起就已被人们发现。医药之父希普格利特说："葱头对视力有益。"1596年出版的《草药志》称：葱头汁能使秃头长出毛发，可治痉挛和疯狗咬伤，可预防普通感冒。现在已知，每 100 克葱头中含钙 40 毫克，磷50 毫克，铁 18 毫克，维生素 C 8 毫克。此外，还有胡萝卜素、硫胺素、尼克酸等维生素类。又因它几乎不含脂肪，而在其精油中，却含有

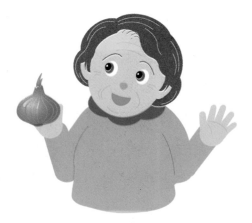

可降低高血脂的含硫化合物的混合物，它还含有在蔬菜中极少见的前列腺素 A，这是一种能降低血压的物质，所以近年来葱头又成为高血压、高血脂患者的佳蔬良药，它还具有降低胆固醇的功效。

为什么紫菜老少皆宜？

紫菜，是一种生长在浅海岩石上的红藻类海生植物。由于它干后呈紫色，故又名紫菜。紫菜干制后，因其贮运方便，所以不分南北，不论春秋，我们一年四季均可以吃到它。人们之所以如此喜欢紫菜，从汉初编纂的《尔雅》就曾提到它至今，历经千年而长盛不衰，不但由于它味道鲜美，宜汤宜菜，更是它所含的极其丰富的营养物质所决定的。据测定，每 100 克干紫菜中含胡萝卜素 1.23 毫克，维生素 B_1 0.44 毫克，磷 440 毫克，铁 32 毫克，碘 1800 微克，维生素 B_2 2.07毫克，烟酸 5.1 毫克，维生素 C 1 毫克，钙 330

毫克。而且，其所含的蛋白质比鲜蘑菇多 9 倍；脂肪比海带多 8 倍；烟酸比黑木耳多 1 倍；维生素 B_2 比香菇多近 10 倍。所含磷质居菌类之首。因此，常食紫菜，对人的健康颇为有益，尤其是对儿童和老年人，在补充各种微量元素时，紫菜更是不可或缺的。

 胡萝卜为什么不宜生吃？ 含有哪些营养成分？ 有什么作用？

胡萝卜又名金笋、丁香萝卜，其营养成分和药用价值．早已为人们所熟知，自不待言。而近年研究又发现，胡萝卜含有较多的叶酸，有很好的抗癌作用，所含的木质素，对提高肌体免疫力有很好的功效。但食用胡萝卜应注意以油炒熟再食为佳，生吃或煮食，均会造成胡萝卜素的大量流失。所以胡萝卜不宜生吃。

据专家测定，每 100 克胡萝卜中，约含有糖类 76 克，蛋白质 0.6 克，脂肪 0.3 克，钙 30 毫

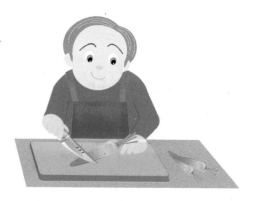

克，铁 0.6 毫克。它还含有维生素（C、B₁、B₂）等，特别是它富含胡萝卜素，又称维生素 A 原，每 100 克胡萝卜中约含有胡萝卜素 3.62 毫克，相当于 1981 国际单位的维生素 A。其胡萝卜素的含量约为芹菜的 36 倍，苹果的 45 倍，柑橘的 23 倍。正因为它含有如此丰富的营养物质，所以不仅为一种佳蔬，而且往往可以充当主粮。尤其是中老年人，应常食之。因胡萝卜内含有槲皮素，这是一种与组成维生素 P 有关的物质，具有促进维生素的 C 的作用和改善微血管的功能，能增加冠状动脉血流量，降低血脂的作用。因此，具有降压、强心的效能。胡萝卜中还含有一种能降低血糖的成分，因而又是糖尿病病人的

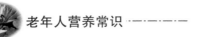

良好佳蔬。

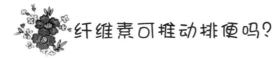纤维素可推动排便吗？

便秘者极为常见，可引发很多病，其原因绝大多数与进食纤维素过少有关。纤维素可推动粪便和肠内沉积物蠕动，增加肠液，以通便祛积。吃富含纤维素饮食的中老年人，可保持每天大便1次；吃精食者则三五天排便1次，还不太畅快。10天后，前者的1克粪便中的肠道杆菌从108株降至104株，后者则无变化，说明纤维素有防病保健作用。便秘的危害之大，古人早有认识。如汉朝王充著《论衡》中说："欲得常生，肠中常清。"金元名医朱丹溪提出"倒仓法"的治疗方法。正常的排便可调节人体气机升降，健脾益胃，增加食欲，舒肝利胆，平衡内分泌。蔬菜纤维在肠道发酵，产生丁酸等短链脂肪，促进肠蠕动而排便，可防止肠癌发生。

纤维素也能降低胆固醇及减肥吗？

胆固醇是血液中可溶性脂蛋白的主要成分，尤其在低密度脂蛋白中，胆固醇占很大比例。胆

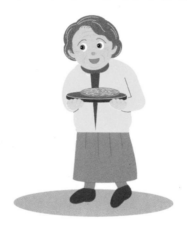

固醇过高是引起很多疾病的主要原因。尤其是低密度脂蛋白高对人是有害的。膳食纤维可降低血中的胆固醇。

肥胖是导致心脏病及高血压等的重要因素，多吃高纤维食物可降低体重，能保持健美体型。因高纤维食物中含大量纤维素及微量脂肪，在咀嚼过程中，促进唾液分泌，有利于食物消化分

解；同时纤维素还有饱腹感而减少了进食量，增加了肠蠕动，增加肠液而通便，清理肠道，促进脂肪代谢；高纤维食品，可降低生理范围内的胰岛素分泌，因胰岛素有增强食欲作用，故可降低食量而减肥。

纤维素能控制血糖及毒素吗？

纤维素在控制血脂和体重的同时，可控制血糖浓度，对糖尿病患者极为有益。调查表明：吃低纤维饮食的人群，患糖尿病者，高于高纤维饮食人群。高纤维素饮食，可降低糖尿病患者对胰岛素或一般口服降糖药的需求，而仍能有效的控制血糖浓度。

纤维素也可控制毒素。膳食纤维中的果胶能吸附人体内的细菌毒素、铅、汞及放射性元素，保护人体的免疫力；纤维素中的木质素（如萝卜），可增强巨噬细胞对病菌的吞噬能力，提高机体的抗病能力。

哪些食物中含纤维素较多？

含纤维素较多的食物主要有：蔬菜类，如芹菜、白菜、青菜、萝卜、丝瓜、番茄、春笋、豆芽；果品类，如橘、柑、带壳的果品；主食类是各种杂粮，以及粗面粉、黑面包、糙米等。蔬菜类吃时要带叶、皮及根茎；瓜果也尽可能带皮吃。

什么是抗中风食物？

中风是老年人的多发病，近年来有青年化的趋势，故应加强预防。首要的是从一日三餐入手。全谷物饮食可抗中风。全谷物饮食并非连糠带壳吃，实为粗米、粗面。全谷食品可降低局部缺血性中风的危险。局部缺血性中风，是流向大脑的血液被阻塞，在局部性大脑缺血的情况下发生的。

已知美国每年有 60 万例中风发生，70%属于局部缺血性中风，也就是脑梗死。全谷物食品富含抗氧化剂、无机盐和膳食纤维，这些有益于健康的物质，在深加工时全被除去了。农村老人长寿者多，条件之一就是粗茶淡饭。故西方提出每天吃片全营养面包，也就是黑面包。我国解放初期就提出了九二米、八一面的主加工标准。

 抗衰老的核酸存在于哪些食物中？

核酸何以抗衰老？核酸是构成生物细胞最重要的物质基础。核酸有遗传、催化、贮存、能量供应、增加免疫力等多种功能，对机体的营养平衡有协调作用。充足的核酸供应，能有效地防止衰老进程。并可预防心脑血管病及老年痴呆的发生。

核酸在体内可自身合成。每天的正常活动，其核酸需要量为 1 克～1.5 克。随年龄增长，自身合成功能越来越差，如得不到足够的补充或长期缺乏，会出现皮肤老化，视力减退，记忆力下降，易疲劳等衰老现象。但可以从食物中摄取来补充。

核酸主要存在于豆类、水产品、新鲜蔬菜及水果等食物之内。豆类，如大豆、绿豆、扁豆、豇豆、蚕豆、赤小豆；水产类有鳗鱼、乌贼、沙丁鱼、虾、蟹及贝类牡蛎等；蔬菜类有绿叶菜中的胡萝卜、白萝卜、洋葱、韭菜、菠菜、芹菜、竹笋、蘑菇、木耳；再是干果、动物内脏及牛肉、瘦肉等。

 预防白内障的饮食有哪些？

中老年人易患的眼疾是白内障，且可导致失明，对生活造成极大困难。近来大量研究证实：白内障的发生与饮食习惯有关。其中通过对饮食调整后，既可降低白内障的发病率，也可减轻病变程度。

白内障与维生素的关系：科学家们研究发现，维生素 C 具有防止白内障形成的作用，它可减少光线和氧对晶状体的损害。如维生素 C 摄入不足，易引起晶状体变性。老年人日常应多吃富含维生素 C 的食物，如番茄、菠菜、洋葱、大白菜、四季豆等新鲜蔬菜及草莓、橘、柚、橙等水果。

血液中维生素 E 含量低也会促发白内障。有资料说：服维生素 E 的老年人比不服者患白内障少 50％。因为维生素 E 降低时会增加氧化反应，易使晶体的蛋白凝集变混浊。含维生素 E 多的食物有卷心菜、花菜、葵花子油、花生油、谷类、豆类、深绿色植物及肝、蛋、乳制品等。

不久前的一项研究表明：膳食中摄入 β-胡萝卜素和其他胡萝卜素多的人，比摄入少的人患白内障者少一半。再是食物中有丰富的维生素 A，可使患白内障的几率减少 40％。

白内障与哪些微量元素有关？

白内障与微量元素的关系：人的视觉敏锐程

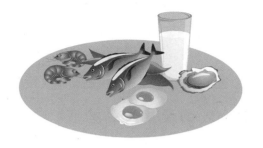

度与硒有直接关系，缺硒能诱发晶体混浊而导致白内障。富含硒的食物有动物的肝、肾、心及鱼、虾、乳类、蛋黄、瘦肉、木耳、芝麻等。

我国研究发现：血清锌水平与白内障发病率有关，体内血清锌水平愈低，白内障发病率愈高。含锌的动物性食品中，以牡蛎、鱼、瘦肉、肝、肾、蛋类及奶中含锌量最高。其中以牡蛎为含锌之冠，每 100 克牡蛎中含锌量为 14 毫克。

白内障与茶叶有什么关系？

白内障与茶的关系：每天能喝 5 杯茶的老年人，比不喝茶或少喝茶者，患白内障几率低得多；多少喝些茶的人，又比不喝茶的老年人发病率要低。

白内障与体内的氧化反应所产生的自由基损害眼球晶状体有关。茶叶中含大量鞣质，可阻断体内产生自由基的氧化反应发生，故饮茶有预防白内障发生的功效。

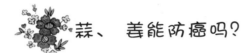蒜、姜能防癌吗？

大蒜有食、药两用价值。吃大蒜的量与胃癌的发病率呈负相关，产蒜地区的人患胃癌率极低。大蒜中含有多种抗癌成分。大蒜素可阻止致癌物亚硝胺合成；其所含硫化氢有竞争性地合成亚硝酸盐，这就是大蒜阻断亚硝胺化学合成的机制。大蒜对乳腺癌、肝癌、肺癌、结肠癌均有预防作用。

姜是我国南北方的通用作料，也是一味中药。民谚有"冬吃萝卜，夏吃姜，不找大夫开药方"。日本发现鲜姜有抗癌作用，鲜姜中含有多元酸、人参帖三醇，此两种物质可抑制癌细胞

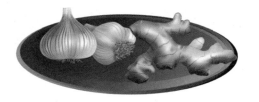

扩散。

蔬菜中的微量元素与防癌有何关系？

蔬菜中含有微量元素硒、钼、铁、锌、锗等。这些元素均有防癌作用。

硒能防止致癌物与正常细胞的脱氧核糖核酸（DNA）结合，抑制细胞癌变，并可刺激细胞内溶酶体活动，故能防癌。

硒能降低黄曲霉素的毒性，同时刺激免疫球蛋白和抗体产生，抵抗外来致病因子。对硒的摄取量与患结肠癌、直肠癌、乳腺癌、胰腺癌、前列腺癌、膀胱癌、卵巢癌、白血病、肝癌、皮肤癌呈负相关。含硒的蔬菜有大蒜、大白菜、洋葱、南瓜等。

钼能阻断亚硝胺在体内生成，抑制食管癌发生。含钼的蔬菜有：大白菜、甘蓝、萝卜缨等。

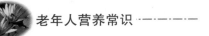多糖物质与纤维素都是防癌佳品吗？

含多糖物质的食品，如香菇、白蘑菇、草菇、平菇、银耳及猴头菇等，均分别含有多糖类物质。多糖类物质可抑制人体癌细胞增殖与分裂，具有明显的防癌作用，且可防治多种癌。

蔬菜中所含的多量纤维素，是一种不能为人体所吸收的糖类，主要由木质素、果胶、胶浆组成。具有显著预防结肠癌与直肠癌的作用。由于纤维素存在，诱导了肠内有益菌群大量繁殖，且又能结合肠内毒素物质，促使其排出体外，缩短了有毒物质对肠道的毒害时间。纤维的木质素，能使体内巨噬细胞的吞噬活力提高2～3倍，故有效地预防肠癌的发生。

菜花为何又称"抗癌"新秀？

菜花又叫花菜。原产于西欧，清代始传入我国，推广普及是新中国成立以后的事。菜花营养丰富，含有蛋白质、脂肪、糖及多种维生素类，尤其是维生素 C 的含量，是同量番茄的 8 倍、

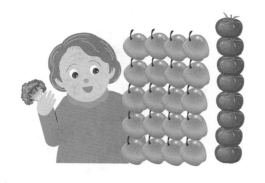

芹菜的 15 倍、苹果的 20 倍，对提高机体免疫能力有很好的作用，能够防止和预防感冒、坏血病的发生。现代医学研究证明，菜花中含有多种吲哚衍生物，它能增强动物对苯并芘等致癌物质的抵抗力和抑制作用。但由于它推广得晚，普及得迟，所以，只能列入抗癌新军之列，而逐渐被人

们所接受和喜爱。

 ## 绝经后的妇女宜食何种营养素？

妇女绝经后，雌激素来源减少，如用人工雌激素代替，会有极为不利的一面，如掌握不好易

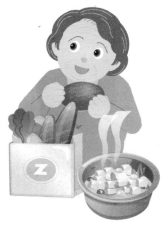

引发患乳腺癌、子宫颈癌的危险。初步研究发现：麦麸、黑面包、豆腐、大豆及某些蔬菜、水果，都是植物雌激素的重要来源。经人体实验：仅吃黑面及饮水 14 天后，尿中排出的雌激素总量就比黑面包中原有的这种物质高出 7.3 倍。植物雌激素为何能在人体内成倍的增长呢？原因

是：只要有极少数植物雌激素为原料，肠内的细菌就可造出成倍的激素来。在长期临床实践中，发现白领妇女的绝经期症状比农村妇女多且重，其原因与饮食有关，是进食膳食纤维素不足的缘故。

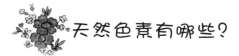

天然色素有哪些？

天然色素是直接来自动、植物组织中的色素。一般对人体无害，有些还有某种营养或治疗价值，如我们常吃的叉烧肉、腊肉、红豆腐乳等，就是添加了"红曲"（将紫红曲霉素，在大米中培养而成）。国家卫生标准允许使用的天然色素有：红曲素、红花黄色素、辣椒红色素等。可用的天然色素很安全，但数量不多，值得研究开发，特别是一些药食两用的植物花果。但应注意，并非所有天然色素都是安全的，如藤黄就有大毒！民谚有"女怕胭脂，男怕藤黄"。天然色素提取工艺复杂，在处理过程中可被污染，故

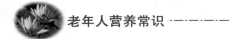

不可认为天然色素一定是纯净无毒的。目前我国允许并有标准的色素有：姜黄、虫胶色素、红花黄色素、叶绿素铜钠盐、红色米、酱色及甜菜红。

正确选择保健食品

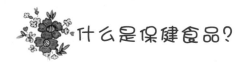 什么是保健食品？

保健食品不是药品，也不是普通食品，是一种新兴食品，是适用于特定人群的食品，具有调节机体的某些功能的作用。其特点是：

（1）保健食品也是食品，是一种具有特定功能的食品。

（2）保健食品不同于一般食品，其"营养功能"在于有特定调节人体某种功能的作用，"特定"指产品的保健功能必须是明确的，具体的，经过科学实验论证的。"特定功能"并不能取代维持人体基本生命、基

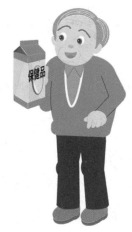

本功能的正常膳食摄入，以及各种营养的需要。

（3）所谓特种食品，通常是针对需要调整某一方面的机体功能，为"特定人群"而开发，故在标签上应说明有不适用的人群。

（4）所有保健食品都不是以治疗为目的，不能替代药物治疗。

为此，1995年10月全国人民代表大会常务委员会重新修订了《中华人民共和国食品卫生法》，卫生部根据该法也颁布了《保健食品管理办法》。对保健食品审批到管理，均坚持社会效益第一，经济效益第二。

 ## 我国发展保健食品的优势有哪些？

我国发展保健食品的独特优势，是有中医中药这个伟大宝库作后盾的，其中，有关食物养生的著述就有70余部。

《黄帝内经》有"大毒治病，十去其六，常毒治病，十去其七，小毒治病，十去其八，无毒

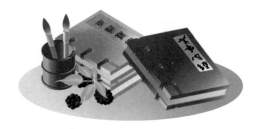

治病，十去其九。谷、肉、果、菜，食养尽之"。《神农本草经》载药365种，分上、中、下三品，在上品中有很多就是常用食品。

中药方剂学中，不少药方就是食疗汤，商朝的尚书伊尹就是掌管君主饮食的，他创造了不少医食兼用的药方。汉代医圣张仲景的"桂枝汤"由桂枝、白芍、生姜、大枣、甘草组成，全方都是调味料。晋代道家名医葛洪，在他的《肘后方》中有"葱豉汤"，由葱白与豆豉组成，是治老人、小儿普通伤风感冒的妙方。

清朝宫廷内的"茯苓糕"是面粉中加有中药茯苓制成。传统食品与药食两用的中药结合，既保留了原食品的基本功能，又加上中药的作用，使之具有养生保健功能，真正成为中国特色的保

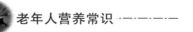

健食品。

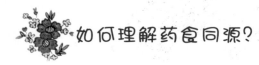
如何理解药食同源？

当前，人们崇尚"回归自然"，中医的"药食同源"观点也备受推崇。

但必须弄清，药食是有严格区别的，食物可能有药用价值，但药物是不能随便食用的。药食兼用的植物也可以食为本，如山药、薏苡仁、莲子、大枣等，但并非"药食通用"。药物具有选择性，有严格的适应证、禁忌证，"凡药三分毒"，均有不同程度的副作用或毒性，因而使用时有剂量、疗程、用法，绝不可将任何药物加入食品中，称作保健食品。要严格按《保健食品管理办法》执行。

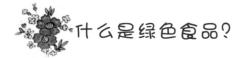
什么是绿色食品？

绿色食品在我国推出已十数年。但什么是绿

色食品？知之者不多。多数人以为绿颜色的就是绿色食品。这是一种误解。绿色食品包括粮油、蔬菜、果品、饮料、畜禽、蛋奶、水产和酒类等食品。对绿色食品的确认证，必须同时具备以下4条：

（1）要出自最佳生态环境，即原料产地的土壤、大气和水等，通过省以上的环保部门的检验和跟踪，确认无污染。

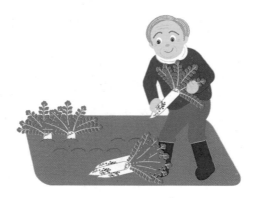

（2）农作物种植、畜牧饲养和食品加工过程，要符合生产操作规程，接受省绿色食品办经常检查，确认未使用高毒、高残留农药、硝态氮肥及人工合成的食品添加剂等禁用物质。

（3）绿色食品的质量和卫生标准，高于一般食品，有些还增加了检测项目。

（4）产品要符合绿色产品包装、储藏、运输要求，避免受到二次污染。

产品标签、包装必须由中国绿色食品发展中心审定。凡绿色食品的包装上都印有绿色食品商标标志。"经中国绿色食品发展中心许可使用绿色食品标志"字样和批号。

绿色食品的特点是：在生产制作过程中对其原有营养素与独具品质不得破坏，使自然风味得到较好的保留。故此类食品受到欢迎。该类食品的关键在于保持了原汁、原味，具有大自然天赐特征，更以无公害、高营养、高质量的要求，使食用者有回归自然的真实感受。

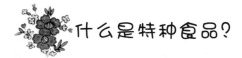
什么是特种食品？

由于饮食消费水平的扩大，各种特种食品相继上市，使已经丰富的食品市场锦上添花，掀起一股新的消费风潮。特种食品特点是：能提高人们生活质量，如具有补养增强记忆力的智力食品；具有美容的水果、蔬菜和花粉制成食品和饮品的美容食品；以大豆蛋白原料为主，再配上花生、芝麻、大枣、何首乌等，制成抗衰老食品；用食药兼备的中药，以食品为主要原料混合，制成药性食品等。随着消费需求量增大，特种食品正逐步发展，如能发挥中药优势，加上科学论证，味效兼备，价格又合理，其发展前景无限。

什么是茶制食品？

茶的故乡在中国，茶是世界性三大饮料之一，对咖啡、可可与茶大量研究后，世界公认茶是最好饮料。古有"神农尝百草，一日遇七十二毒，得茶而解之"说。唐代茶圣陆羽著有《茶经》，而

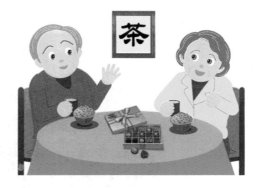

今，从饮茶到"吃茶"又有一种新时尚在悄然流行。人们将红茶、绿茶的茶末、茶粉加入各种食品中，加工制成茶食品，如茶末巧克力、绿茶口香糖、茶末豆腐、绿茶冰淇淋等，在四川、福建、广卅、深圳等省市均成了市场畅销品。茶制食品之所以受到欢迎，是因为茶含有多种维生素，具有醒脑、提神、保健、助消化等功效。其颜色明快，香味纯正，故老少均宜。

什么是药膳？

药膳是指在中医学烹饪学和营养学理论指导下，严格按药膳配方，将中药与某些具有药用价值的食物一起通过烹调，而制成具有一定食疗价

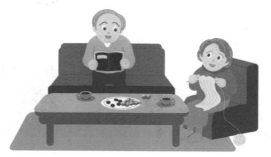

值的美味食品，既有较高营养价值，又可防病。

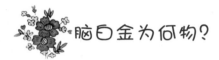 脑白金为何物？

脑白金的名气不小，首先是这种商品名称高贵而诱人，加上中外艺人合作的广告，其销路大开，售价倍增。

脑白金的主要成分是什么？是人体大脑松果体分泌的褪黑激素（褪黑素）。除松果体能分泌外，还有肠道的嗜铬细胞、视网膜、副泪腺、唾液腺及红细胞也参与分泌。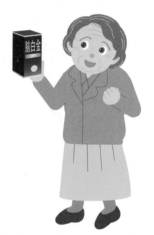

褪黑素的分泌有节律性，夜晚分泌多，白天分泌少。进食状况对肠道嗜铬细胞分泌褪黑激素量影响较大，一般进食后4～6小时，达到高峰，随年龄增大，褪黑素分泌量减少。近年来很多科学家推测：认为褪黑素是一种天然抗衰老激素，它能调节睡眠，调节情绪，调节免疫、生殖及生物节律。特别对睡眠周期的维持有重要意义。但是，失眠的原因很多，应对病因而治，不能认为脑白金就能治疗所有失眠症。

普通食物中有无脑白金？

科学实验证明：褪黑素由色氨酸转化而成。给实验动物吃富含色氨酸的食物，吃后它们就想睡觉。由此说明：富含色氨酸的食物与肠道嗜铬细胞分泌褪黑素有关。哪些食物含色氨酸呢？我们日常饮食中就有不少。

小米所含色氨酸为谷物之冠，且不含抗血红素的酪蛋白。色氨酸还能促进大脑的神经细胞分泌五羟色胺，加强褪黑素的安眠作用。故晚上吃些小米粥有促睡眠作用。

牛奶中含有能促进褪黑素生成的L型色氨酸。同时含有多种人体需要的氨基酸及亚油酸、亚麻酸、无机盐、维生素等，这些都是消除脑细胞紧张状态，使大脑轻松的物质。

香菇的营养价值为"植物食品的顶峰"，人体所需的 8 种氨基酸中，香菇中占 7 种，其中所含的 L 型色氨酸活性高，易被人体吸收。

葵花子含亚麻油、维生素和大量的色氨酸，能调节脑细胞正常代谢，提高中枢神经的功能，促进褪黑素分泌。

其他如海蟹、黑芝麻、黄豆、南瓜子、肉松、油豆腐、扁豆、鸡脯肉、鸡蛋也含有丰富的色氨酸。

 多吃高纤维食品有必要吗？

纤维素是不可缺的营养素之一，适量摄取，对健康有益，但如摄取过多亦损害健康。摄取纤维素过多，会影响钙、镁、铁、锌等的吸收利用，造成这些无机盐及微量元素缺乏，就有损健康了，特别是老人、孕妇、儿童更应注意。孕妇多吃高纤维食物，导致微量元素缺乏，可致胎儿发育不良。

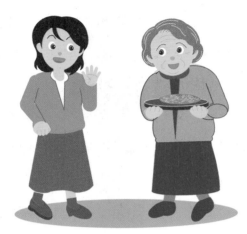

　　儿童是长身体时期，如盲目吃"高纤维营养品"，不但补充不了营养，反而影响钙、铁、镁、锌的吸收，引发佝偻病与贫血，机体抵抗力下降，易外感等；老年人影响钙的吸收，使钙磷比例失调而加重病情，锌元素吸收不足，使免疫力下降，智力减退，记忆力降低，可使大脑过早老化。老年人胃肠功能减弱，消化吸收功能下降，吃过多的纤维食品，会引发胃部胀满不适，消化不良。因此，"食高纤维食品"是没必要的。

　　正常情况下，孕妇只要每天吃蔬菜、水果及

一定粗粮，也就满足了对纤维素的生理需求，无需另外补充"高纤维食品"。对纤维素的摄入量：一般正常成人每日以 25 克～30 克为宜；7～10 岁每日 10 克～15 克左右；13 岁以上需 20 克～25 克；60 岁以上每天 10 克左右即可。

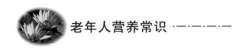

降血脂与减肥的食物

最理想的降血脂食品是什么？

降血脂美食数大豆。大豆原产地在中国，我国种植与食用大豆已有 5000 余年，可谓天赐美食于中华民族。近几年西方掀起"大豆热"，国际医学界对大豆保健之功效也产生了浓厚兴趣，并取得众多科研成果。

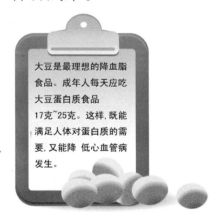

大豆是最理想的降血脂食品。成年人每天应吃大豆蛋白质食品 17克~25克。这样，既能满足人体对蛋白质的需要，又能降 低心血管病发生。

大豆降血脂有科学依据吗？

大豆含多种异黄酮，又名类黄酮，是一个复杂大家族，现已检出异黄酮成分 10 余种，包括黄豆甙、60AC 黄豆甙、黄豆甙原、染料木因、60AC 木因、染料木黄酮、考近斯托醇等。这些大豆异黄酮含量合计占干大豆重量的 3％～3.4％。大豆异黄酮的化学结构为双酚，与人体内分泌的雌激素在结构上十分相似，科学家称它为"植物雌激素"。

为证实大豆异黄酮能抗心血管病，西方国家进行过 38 次临床双盲实验：健康男女志愿者受试，每人每日口服 60 毫克大豆异黄酮大豆蛋白粉，对照组服同量的安慰剂。结果：实验组的血清高密度脂蛋白（HDL）升高，低密度脂蛋白（LDL。），以及胆固醇、三酰甘油均降低。对照组则无变化。令人发生兴趣的是大豆异黄酮可以防止骨质疏松。临床实验：妇女每天摄取含

1.39 毫克大豆异黄酮的大豆蛋白粉，连服 6 个月，可显著提高骨骼的矿化度。

有最新研究证实，大豆异黄酮能预防心脑血管病、肿瘤、骨质疏松症、绝经期综合征等疾病，是最好的抗衰老食品。中日两国妇女绝经期综合征相对比西方同龄妇女要少，这与常吃大豆食品有关，无异是因补充了"植物雌激素"，起到预防绝经期综合征的作用。所以中老年妇女更应经常吃大豆与大豆制品。

大豆蛋白质可降低低密度脂蛋白（LDL）。低密度脂蛋白是一种对机体有害的胆固醇，因其能直接沉积在血管壁上，导致动脉粥样硬化，引起心血管疾病。大豆蛋白质是新发现的对健康至关重要的营养素。每天如果能吃相当于 40 克大豆的蛋白质，就能使血清胆固醇水平下降 12.9%，三酰甘油平均下降 10.5%。成年人每天应吃大豆蛋白质食品 17 克～25 克。这样，既能满足人体对蛋白质的需要，又能降低心血管病发生。

每天进食多少大豆异黄酮最适合？

　　我国人民有吃大豆的悠久历史，几千年来包括食用油也主要取自大豆，是人体必需蛋白质与脂肪供应的主体，其大豆异黄酮又是有益于健康的天然保健品。但每天应当摄取多少大豆异黄酮最合适呢？营养专家认为：每人每天摄入 25 毫克～100 毫克大豆异黄酮，就能达到保健与防病的效果。在实际操作时，根据平衡饮食原则，只要每天不忘记吃大豆与豆制品，就基本能达到人体的需求。为消脂、减肥、治

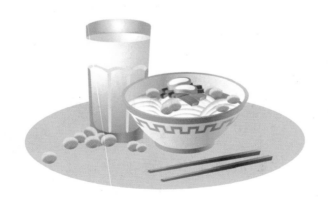

疗更年期变化的需要，就应适当多进食些大豆
类食品。

 ## 大豆的吃法有哪些？

大豆吃的方法很多，大豆制品丰富多彩，可
根据条件与饮食习惯不同，自行选择。如以面食
为主的北方，可在白面中加 10％ 的大豆面，蒸
馍、擀面条吃，既增加营养又提高了口感，在蒸
馒头时可用豆浆和面也是很好的方法；如磨豆
浆，豆渣可加工成可口的菜肴，还增加了膳食纤
维。其次是煮黄豆、油炸黄豆、磨豆腐、发黄豆
芽、豆浆、豆奶及各种豆制品。可根据个人的口
味和生活习惯任意选用。

 ## 玉米、燕麦为何能降血脂？

玉米能防治高血压、高血脂、冠心病，是因
为玉米中含丰富的钙、铁、硒等无机盐，卵磷

脂、亚油脂、维生素 E 等，具有降低血清胆固醇的功效。中美洲的印第安人。几乎没有患高血压、高血脂、冠心病者，究其原因，主要是当地居民以玉米为主食的缘故。

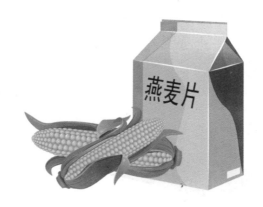

燕麦对原发、继发性高血压、高血脂都有食疗疗效，因为燕麦中含极丰富的亚油酸及维生素 E，且含有皂甙素，可降低血清胆固醇浓度。

北京有 20 多家医院协作，经多年的临床研究，结果证明：燕麦确有降低血清胆固醇、三酰甘油及低密度脂蛋白之效，还能升高高密度脂蛋白浓度。对原发与继发性高血压病及高血脂均有食疗疗效。

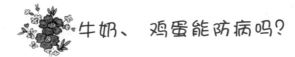

牛奶、鸡蛋能防病吗？

牛奶中含羟基、甲基戊二酸，这些成分能抑制人体合成胆固醇酶的活性，故能抑制胆固醇合成，降低血清中胆固醇的含量。胆固醇的来源，部分是在人体内合成。再是牛奶中含钙较多，钙也可降低人体对胆固醇的吸收。老年人一定要经常喝牛奶。

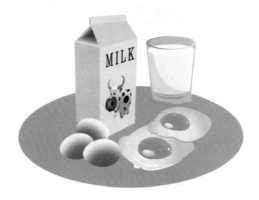

目前很多人因怕血脂高而不敢吃鸡蛋。其实鸡蛋中所含的卵磷脂，是一种很强的乳化剂，可以使胆固醇和脂肪乳化为极细的颗粒，不会沉积在血管壁上，而为身体组织所利用，从而降低了

血清胆固醇的浓度。还能使血清中高密度脂蛋白增加，对血管有保护作用。临床实验证明：蛋黄中所含的卵磷脂确有从体内排出血清胆固醇的作用。对高血压、动脉硬化、老年痴呆症等，均有预防作用。

大蒜、洋葱也能降血脂吗？

大蒜为调味品，医学研究已发现大蒜有预防胃癌的良好作用。英国科学家又发现新鲜大蒜能有力地降低血清胆固醇的含量。其作用机制与所含蒜素有关，这种成分有抗菌作用，故常用于治疗痢疾。此外，还具有抗肿瘤的特性。

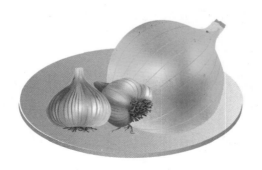

洋葱也叫圆葱，有预防动脉硬化，保护血管的作用。因为洋葱中含有烯丙基二硫化合物及少量硫氨基酸，这种成分有降脂作用。所含配糖体除能降脂外，还可防止动脉硬化，保护血管。

 ## 使皮肤光滑的食物有哪些？

促使皮肤光滑的食物主要有绿色蔬菜、豆类、橄榄油、坚果类。这些食品都含有丰富的维生素A、维生素C及维生素E等，具有抗氧化的作用。皮肤是氧化压力的主要受影响部分，富含不饱和脂肪酸的饮食，可防止因光线照射，使人挤眉弄眼而产生皱纹，如橄榄油就有保护皮肤的功能。

爱美之心人皆有之。但自然美才是真的美，靠化妆美只是暂时美。且化妆品有诸多弊端，长期化妆，对皮肤有损害，可加速皮肤老化。在研究饮食习惯与皮肤年龄关系时发现：不论皮肤较黑还是白晰的人，只要在饮食中，大量吃健康食物，少吃奶油、红色肉类、糕饼、甜点心就可减少皱纹发生，保持皮肤光滑。

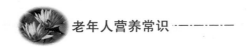

一日三餐有讲究

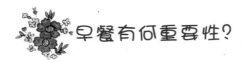早餐有何重要性?

现代化生活使有些人夜生活多了，黑白颠倒，有时连早饭也顾不上吃，这对健康极为不利。经常不吃早餐的人，易患胆结石。但早餐如果只吃糖类，使大脑起抑制镇静作用的神经递质血清素增加，使人的精力达不到充沛的最佳状态，这必然影响工作与学习质量。

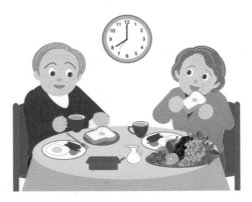

早餐要吃好是说早餐的质量要好。有一项实验足以说明问题：将83名学生分3组，1组不吃早餐；2组只吃两片高糖奶油面包作为早餐；3组吃两个鸡蛋和奶油面包。后两组再供给一定量的橙汁饮料。分别在早餐后的30分钟、120分钟、240分钟对3组进行智力测试。其结果是吃高蛋白质早餐，且活动量较大的3组，平均得分最高；吃糖类的2组，成绩一般；不吃早餐的1组，平均得分最低。以上实验结果提示：早餐应以高蛋白、低脂肪为佳，吃鲜水果或鲜果汁而不吃甜食，特别是白糖及其制品。世界卫生组织（WHO）的一项调查人口各种死亡的原因分析报告指出：嗜糖比嗜烟更可怕！长期吃高糖（白糖）的人，其寿命平均比吃正常食物的人缩短10～20年。

　　老年朋友可能记得，童年读书时，上午第一节课，总是昏昏欲睡，名曰"食困"。当时的饮食基本是糖类，吃得又饱，使大脑受抑制而发困。以往的解释是吃饱了血液分配到胃较多，脑供血少了，现在看来，这样解释"食困"是错误的。早餐要吃好，主要是吃优质蛋白。

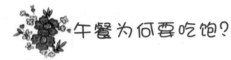午餐为何要吃饱？

午餐吃饱指量与质均应充足。午餐只吃米、面或甜食也不行。这样会使女性困乏，男性则沉闷而无生气。有一项研究发现，40岁以上的人，就难以集中思想、认真工作4小时。而吃高蛋白质午餐者就可达到这一要求。原因是鱼、瘦肉、蛋及大豆制品等含高蛋白物质，能使人体血液中充满氨基酸。其中的酪氨酸，在脑内转化为多巴胺和肾上腺素等，是产生机灵警惕作用的物质。

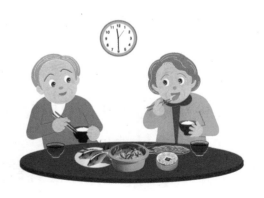

如果因紧张和苦恼，把脑内的神经传递物质消耗完，就可出现大脑混乱，使人优柔寡断，焦虑不安，情绪低落，就很难保证工作质量，对健康也不利。糖食消化吸收快而不耐饥，所谓饱是指蛋白质而言。

晚餐为何要吃少？

除工作需要，如夜班工作需吃饱外，晚餐的质与量均应减低。尤不可过于丰盛，否则易引起高血脂、动脉硬化、肥胖症、糖尿病等营养过剩性疾病。晚餐应避免吃鱼、肉、蛋等高蛋白膳食。可改吃谷类食物，这类食物能激发荷尔蒙、胰岛素的分泌，从而可使血液中大部分氨基酸被肌肉细胞和组织细胞所吸收。所谓晚餐要少，指进食的质量低、数量少。

晚餐的营养为何易被吸收？因为支配胃肠消化功能的神经是副交感神经，该神经夜间活动比白天强，夜间胃肠蠕动比较活跃，各种消化液

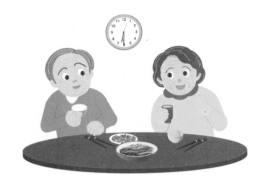

分泌量也增加，其中胰岛素分泌也较多，使消化吸收力增强。以同等进食量比较，夜间比白天进食更易消化吸收，吸收得更完全，因而易引发肥胖。俗话说"马不得夜草不肥"是有道理的。

晚上进食肥甘厚味会助长胆固醇在动脉壁上沉积，促进动脉硬化。有资料证实：简单的早、中餐，丰富的晚餐，引发肥胖者占 69％，而肥胖又可导致发生多种疾病。

 ## 丰盛的晚餐为何使人发胖？

晚餐为何能吃出肥胖呢？晚餐吃得过饱，

可使人体的血糖、血中的氨基酸及脂肪的浓度增高，使胰岛素大量分泌，人们在夜间一般活动均减少，热能消耗低，多余的热能，在胰岛素的作用下合成大量脂肪并附着在器官与组织上，随着逐渐积蓄，使人不知不觉地发胖起来。因此，晚餐的食物应以糖类为主，晚餐摄入的热能，不应超过全日总热能的30%。这是防治发胖的必要措施，中、老年人的晚餐尤应以清淡为好。

丰盛晚餐对高血压病有何影响？

丰盛的晚餐，吃肉类过多，不但增加了胃肠负担，还使血压上升，加上入睡后血流速度大大减慢，大量血脂会积沉在血管壁上，久而久之，

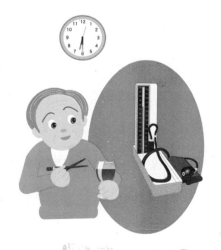

导致动脉粥样硬化，与吃素的人相比，其血脂一般要高出 2～3 倍，对于已患有高血压病或肥胖者，其血压高会更加重。

丰盛晚餐对冠心病有何影响？

丰盛的晚餐，摄入蛋白质、脂肪等高营养食物过多时，可引起血液中胆固醇增高。这些高质量食物会刺激肝脏制造低密度脂蛋白（有害的蛋白质），把过多的胆固醇运载到动脉壁上堆积起来，成为诱发动脉粥样硬化及冠心病的重要因素。

晚餐与糖尿病也有关系吗？

晚餐是怎样引发糖尿病的？中老年人如果长期晚饭吃得过饱，持续刺激胰岛大量分泌，容易造成胰岛素细胞提前衰竭，而发生糖尿病。

晚餐为何可引发尿路结石？

晚餐是怎样引发尿路结石的？有研究表明：尿路结石的发生，与晚餐吃的太晚有关。因为尿结石的主要成分是钙。而食物中的钙，除被肠壁吸收利用一部分外，多余的钙，全部从尿中排出。人的排尿高峰一般在饭后4～5小时之间，如晚饭吃得太晚，饭后

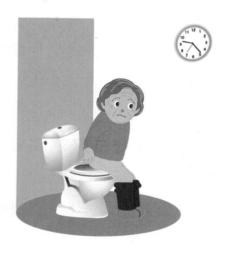

不活动就睡觉，使晚餐后产生的尿液会全部潴留在尿路中，不能及时排出体外。因此，尿路中含钙量不断增加，久而久之就会形成尿路结石。日本一家医院对270例尿路结石患者作了调查，其中有79人大都在21点后吃晚饭，25人是吃了晚饭就睡觉者。

丰盛晚餐引起猝死的原因何在？

晚餐可引起猝死，听了吓人！可真有不少中老年言人夜间猝死，又查不出原因，还引出了不少误会。中老青年人如晚餐吃得过好，过饱，或酗酒，很容易诱发急性重胰腺炎，使人在睡眠中休克死亡。

晚餐与肠癌有何关系？

如果晚餐很丰盛，进食副食太多，活动量又小，使一部分蛋白质不能消化；同时，有一部分已被消化分解的产物也不能吸收。这些剩余物质，在肠道内受厌氧菌的作用，会产生胺酶、氨及吲哚等有毒物质，这些毒素，既增加肝肾的负担，又对大脑有毒性刺激，又因睡眠时肠蠕动减少，相对增加了毒素在肠内存留的时间，这也是引发大肠癌的因素之一。

空腹饮酒有何害处?

空腹饮酒,特别是高度白酒刺激胃粘膜,长期如此会引发胃炎、胃溃疡;再是空腹时血糖低,此时饮酒.很快出现低血糖。有人酒后面色变白就与此有关。脑组织因葡萄糖供应发生功能障碍,出现头晕、心悸、出冷汗及饥饿感,严重时会出现低血糖昏迷。对身体极为不利。酒过量对肝的损害更大。

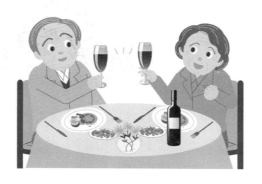

很多地区都有空腹饮酒的习惯,饭前先饮 3 杯,其实这种饮酒方法,对健康危害性很大,不应提倡。如要饮酒,应于饮酒前进食些饭菜,如

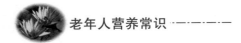

先上道鸡蛋豆腐羹，给胃内先垫上底，再适量饮1杯酒，或许对身体健康有些益处。

牛奶、豆浆何时喝效果最好？

饮牛奶或豆浆的目的是为补充蛋白质。如在空腹时饮，就会转化为热能，失去滋补的作用。在饮牛奶或豆浆时，应同时吃面包、饼干或点心，这样可由糖类食物供应机体所需的热能，牛奶或

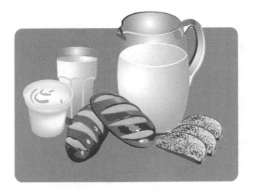

豆浆起到补充蛋白质的作用，或餐后两小时及睡眠之前喝，也起到补充蛋白质的效果。

酸奶为何应在餐后2小时或睡前喝？

酸奶口感好，有补充肠道有益菌群的作用，

酸奶中有乳酸杆菌，乳酸杆菌生长的酸碱度 pH 值为 5.4 以上，空腹时胃液 pH 值只在 2 以下，使乳酸杆菌难以成活，减少了酸奶的保健作用，失去喝酸奶的意义。故正确的喝法应在餐后 2 小时或在睡前喝。

哪些食物空腹不宜进食？

（1）空腹不宜饮茶：空腹饮茶，稀释胃液，降低消化功能。可引起茶醉，出现心慌、头晕、乏力甚至站立不稳等，故空腹不宜饮茶。

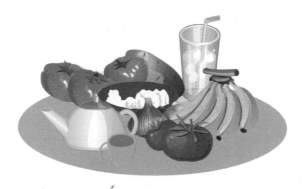

（2）空腹不宜大量吃糖：食糖是甜的，但属纯酸性食物，虽极易消化吸收，但不宜空腹大量

进食。为什么呢？因为空腹进食大量食糖，可使血糖骤然升高，人体在短时间内，不能分泌出足够的胰岛素，以维持血糖的正常，可导致发生眼病；再是糖属酸性食物，空腹吃后，破坏了体内酸碱平衡和各种微生物平衡。因此，空腹人大量吃糖有损健康。

（3）空腹不宜吃香蕉：香蕉除含钾外，还含较多的量镁元素，空腹吃香蕉后可使镁离子骤然增加，破坏了人体内镁与钾的平衡，对心血管产生抑制作用。因此，长期空腹吃香蕉对健康不利。

（4）空腹不宜吃西红柿：西红柿含有大量有机酸、果酸、山楂酸、枸橼酸等，空腹大量吃，会刺激胃粘膜，引起胃胀气，嗳气，吐酸水，久之可引起胃炎。

（5）空腹不宜大量吃柿子：柿子除含多种酸性物质对胃有刺激外，其中所含鞣质和果胶与胃酸起化学作用形成胃石。因此，空腹不宜大量吃柿子，吃完柿子后也不能饮酒。

（6）空腹不宜大量吃红薯：红薯内含单宁酸与胶质较多，空腹吃后会刺激胃壁，使胃分泌更多的胃酸，引起烧心等不适的感觉，久之引起胃病。因此，空腹不宜大量进食。

（7）空腹不宜进食大蒜：大蒜中含大蒜素，有强烈的辣味，空腹吃大蒜对胃壁与肠壁有刺激性，可引起胃肠痉挛，发生胃绞痛。民间有"葱辣鼻子，蒜辣心"的说法，就说明蒜对胃有刺激，空腹不宜进食。

（8）空腹不宜暴进冰冻食品：空腹暴进冷冻饮食，会强烈刺激胃肠，使之发生痉挛性疼痛。久之会使各种酶的促化反应失调，女性会发生月经紊乱，小儿则发生消化功能减弱，老年人可造成消化道损伤。

如何合理安排膳食？

中医学认为，肾为先天之本，脾为后天之本。人的一生，随着脱离母体，就要独立生活，依靠饮食，通过脾胃的消化吸收，供应能量，维持生命。因此，饮食问题就成为人类最重要的问题，故有"民以食为天"之说。如何做到饮食规律，科学用膳，平衡膳食，至关重要。现将《营养学专家十条建议》抄录于下，以供参考。

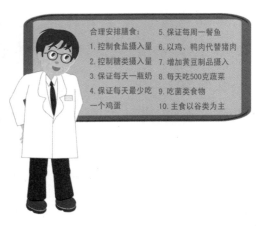

合理安排膳食：
1. 控制食盐摄入量
2. 控制糖类摄入量
3. 保证每天一瓶奶
4. 保证每天最少吃一个鸡蛋
5. 保证每周一餐鱼
6. 以鸡、鸭肉替猪肉
7. 增加黄豆制品摄入
8. 每天吃500克蔬菜
9. 吃菌类食物
10. 主食以谷类为主

（1）控制食盐摄入量：有咸则鲜，是较普遍的口味，尤以北方居民的菜偏咸较多。如一家3口每日的食盐摄入量控制在25克内，就控制了盐的弊端。老年人如患有心、肾病更应减少食盐的摄入。

（2）控制糖类摄入量：糖是三大营养素之

一，但非愈多愈好，体力劳动或冬季，可适当多些，夏季或老人要减少。儿童吃糖多后脾气易暴躁，情绪不稳定，易怒、激动、多动、好哭等。研究证明：饮食中精糖吃多后与智力、学习成绩成负相关，与冠心病、糖尿病也有关。

（3）保证每天1瓶奶：每天最好喝一瓶奶："一杯奶强壮一个民族。"一瓶鲜奶（227克），含钙250毫克左右。

（4）保证每天最少吃1个鸡蛋：鸡蛋是天然食品中营养价值最好的食品。蛋类的蛋白质，可提供极丰富的必需氨基酸。其氨基酸的构成比例适合人体需要。鸡蛋中的脂肪绝大部分在蛋黄中，且分散成细小颗粒，易被吸收。蛋黄中的脂肪大部分为中性脂肪、卵磷脂和胆固醇，其中的卵磷脂被吸收后，能使血液中的胆固醇和脂肪颗粒变小，使之保持呈悬浮状态，能防止动脉粥样硬化。此外，是无机盐与维生素的来源，且钙、铁、磷含量比较丰富。但多食会增加胃肠负担，不利于健康。

（5）保证每周 1 餐鱼：鱼类中有丰富的 N-3 多不饱和脂肪酸，其中二十二碳六烯酸（DHA）等多烯脂肪酸与血液中的胆固醇结合后，可将胆固醇从血液中带走，从而降低总胆固醇的含量，有效地消除血管内脂肪沉积，溶解纤维蛋白，保护血管，增强血液流动，故可防止心脑血管病发生。

（6）以鸡、鸭肉代替猪肉：每 100 克鸡肉含蛋白质 16.6 克，脂肪 25 克；每 100 克猪肉含蛋白质 16 克，脂肪高达 59.8 克。脂肪是人体活动所必需的营养素之一，过多对人体不利，所以吃鸡、鸭肉好。

（7）增加黄豆制品摄入：黄豆的营养极丰富，其蛋白含量是猪肉的 2～3 倍，是鸡蛋的 52 倍，是牛奶的 12 倍。所含蛋白均是优质蛋白。日本学者研究发现：黄豆中的蛋白抑制剂，是一种预防胃癌的保护因素。黄豆制品的加工，不但改善了口味，还提高了营养利用率。

（8）每天吃 500 克蔬菜：不可把蔬菜看作低档食品，如大蒜对多种细菌有抑制杀灭作用，还有抗癌、解毒、止血功效，是食、药兼备食品；菠菜、荠菜、卷心菜、金针菜等，不仅含蛋白质、维生素，无机盐也很丰富；萝卜含精氨酸、胆碱、淀粉等，有助于消化吸收。民谚有："冬吃萝卜，夏吃姜，不找大夫开药方。"此外，蔬菜中含有丰富的纤维素。

（9）吃菌类食物：包括香菇、冬菇、蘑菇、黑木耳等。它们含蛋白质的量比一般蔬菜高，必需氨基酸的比例较合理，含多种微量元素，含18 种氨基酸和 30 几种酶及维生素 B1、维生素A、维生素 D，有提高抑制恶性肿瘤的作用；还有香菇体菌丝细胞液和香菇多糖，除抗肿瘤外，还能诱导人体产生抗干扰素，提高免疫力，增强抗病毒作用。香菇的核酸可抑制血清及肝内的胆固醇；黑木耳是菌菇的一种，被誉为"素中之荤"。

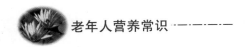

（10）主食以谷类为主：外国医学家认为：中国传统饮食以谷类为主，是防止动脉硬化最好的饮食，要保持以谷类为主，防止"三高一低"（高热能、高脂肪、高蛋白质、低膳食纤维）。

饮水时应注意的问题

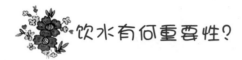

饮水有何重要性？

　　水是生命之源，没有水就没生命。在短时间内缺水比缺食物对生存危害要严重得多。但对大数人来说，对饮水的常识贫乏，近年来各种饮料面市，且十分畅销，可以说对饮水又增加了新问题。在水受到严重污染的今天，对水质的好坏应有所了解。

中老年人为什么会出现慢性缺水？

　　生活中一般人常缺水。中老年人尤易发生慢性缺水。为什么？经生理学研究证实：人过中年后，血浆肾素和肾上腺素水平，呈进行性下降状

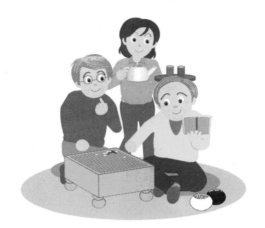

态，心钠素分泌增加，从而引起机体内钠离子不断丢失，使机体对失水的口渴感降低，再加上平时饮水量不足，必易导致慢性缺水发生。

慢性缺水是在不知不觉中发生的。一般人是在口渴时才喝水，但这时，机体已处于缺水状态，相当于树的叶子已经有些卷的缺水程度了。中老年人对缺水不敏感，使人在无知觉的缺水状态下受到损害，有时甚至会直接威胁生命。因此，中老年人要有意识地补充水分，不渴时也要喝适量的水。最好养成睡前与起床后各喝一杯白开水的习惯，这对健康意义重大。现将中老年人缺水对重要器官的损害情况简述如下：

脑血栓是中老人的多发病，也是一种严重病。其形成的主要原因是血液粘稠度过高。血液粘稠度增高，是由血脂异常和机体慢性缺水引起的。前一个因素现已被人们认识并引起重视，而后一个因素慢性缺水，有时却被忽视了。

 ## 缺水为什么会引起白内障？

　　白内障是中老年人常见眼病。本病进展缓慢，早期无明显不适感，故不易引起人们的注意。本病为何也与缺水有关呢？由于生理关系，眼球内含液体量较高，在全身缺水时，会引发生理改变，引起眼睛的晶状体蛋白变性，最终使晶状体混浊，形成白内障，导致视力下降。

　　临床所见，凡发生过 1 次急性脱水的老年人，患白内障的几率增高，有过 2 次脱水或慢性腹泻者，其白内障发病率更高。慢性缺水绝不是件小事，中老年朋友千万要注意补水。

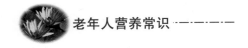

缺水与健康长寿有何关系？

慢性缺水者，不仅尿量减少，同时其皮肤功能也减退，汗腺分泌减少。

要知道，排尿与出汗是清除体内废物的两大通道。废物不能排出体外，有害物质蓄积在体内，必造成慢性中毒。这类中毒，能损害多器官、多组织，影响全身，加快衰老。有损健康长寿。

缺水与哪些疾病有关？

前列腺增生，是中老年男性多发病，容易引起缺水。为什么？本来老年人对口渴已不敏感，由于本病夜间尿频而影响睡眠，就尽量控制进水量，尤其在睡前更不敢饮水。这样，不但对泌尿系不利，也会加重因缺水而引发的疾病。

膀胱癌与饮水不足有关。多饮水可减少患膀

胱癌的危险。这是美国哈佛大学公共卫生系研究院的多米尼克·米修博士等人，经过调查后得出的结论。

　　米修博士与其研究小组，以每日饮水量与膀胱的关系为课题：对4.8万名男性进行了长达10年的追踪调查与研究。结果表明：在考虑了吸烟等致癌因素之后，若每人每天饮水量平均不到1.3升，患膀胱癌的危险度为1；若每日饮水量平均为2.5升以上者，患膀胱癌的危险度只有0.51。据此，米修博士认为：饮水量与膀胱癌有直接关系。多饮水可以减少致癌物质与膀胱内壁接触的数量与时间，从而减少一半患膀胱癌的危险性。事实是尿中含有诸多代谢产物及毒素，如尿量不足，尿中的毒素不能随时排出体外，有损膀胱。

水质的优劣与健康有何关系？

　　对大多数人来说，只注意水的清浊，却忽略

了解水质好坏，而细心者却可品出水的味道来。有时，日常所饮的水已不清新，有氯味、腥味，甚至有一个地方的居民，曾饮用了10余年的上下水道相通的自来水还不知道，没有一人提出疑问，长期饮用不洁净水。

我国幅员广大，土壤中所含无机元素及地下水所含的无机盐也有极大区别。这些水土，直接影响着农作物。不同地区的食物及不同的饮水，与当地群众的健康直接相关。有些地方病，如单纯性甲状腺肿大，就是食物及饮水中缺碘引起的。服了加碘食盐后，单纯性甲腺肿大已得到控制。

水是怎样分软硬度的？ 与健康有何关系？

我们日常饮用的水，不论是天然地表水，或是地下水，均含有从地表层中溶解的无机盐，主要是钙与镁两种元素。

将水中所含钙与镁的总浓度，用"软硬度"

这个概念加以区分，故有了软水与硬水之分。一般规定：每升水中含有相当于 10 毫克氧化钙为 I 度，即氧化钙的浓度为百万分之 10。硬度低于 8 度的水为软水，高于 8 度为硬水。

钙、镁等无机盐，是人体所必需的营养素，由于人们每天的饮水量大，只要经常饮用一定硬度的水，就可稳定地供给人体所必需的无机盐。反之，如长期饮用软水，所需的无机盐就需从其他食物中补充，以防无机盐摄入不足，影响健康。

但是，也绝非水的硬度愈高愈好，如水的硬度超过 25 度，也会引起无机盐代谢紊乱。对身体也不利。我国约有 1 亿多人口生活在高度硬水的环境中，国家正在限期改造。北京地区地下水的硬度为 20 度，适合饮用。

水的硬度在 8 度～18 度之间，被称为轻度、中度硬水。

水的硬度与水的口味有关。硬水爽口，有美如甘泉之誉。多数泉水硬度很高，故饮之有甘味之可口感。软水则淡而乏味。

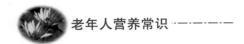

居住在水硬度较高地区的居民，其心血管病发病率低，但易发泌尿系结石。

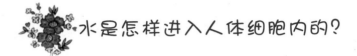

水是怎样进入人体细胞内的？

人体是由无数的细胞所组成，水进入人体内，进入细胞内的水分子（6～12个）是串联起来的，并且呈线状聚体，头上都带有某种金属粒子，随时向蛋白酶催化剂提供必需的微量元素。人体内如没有必需的微量元素，生命就会消失，也是引发各种疾病的最深层的根源。

人体需要有益而无毒的微量元素，它们又是如何进入人体的？微量元素，都是以溶于水的离子形式带到细胞中，故对水的要求要有特殊凝聚状态结构。

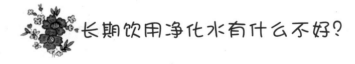

长期饮用净化水有什么不好？

如长期饮用净化水，不但会造成人体内营

养素失衡，同时也损害人体自身的功能。人体本来具备自制纯水的器官，如胃肠粘膜、血管壁、肝脏、肾脏等。由于饮纯水而引发疾病，已屡有报道。如天津儿童医院收治过 9 例肌肉颤抖、眼睑松弛的患儿，经检查证实．均与饮纯水有关。

国外因水质不良而致病的实例更多。如日本的和歌山县，有一条河里的水缺少无机盐，尤其是缺钙严重，长期饮用该河水的居民，曾流行过"肌肉萎缩性侧索硬化症"，经过补钙后，这种病逐渐减少。而岗山县高粱川

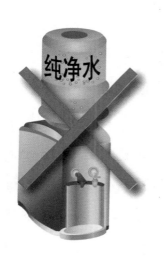

河的水含钙高，当地居民的脑血管疾患者就较少。钙对人体的生理功能是极其重要的。人体钙代谢紊乱后，可引起骨质疏松、动脉硬化、高血压病、脑神经障碍、老年性痴呆、心血管病等，这些都是中老年人的多发病。因此，老年人更不

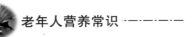

宜长期饮纯水。

饮用陈旧水对健康有哪些危害？

　　以往饮陈水是很普遍的事，尤其是山区和水源不足的地区，都是将水存在水缸中，吃好几天，直到吃完后再提汲新水。为节省用水，蒸锅水也要饮用，岂不知，饮用这种水对健康的危害很大，可引起很多疾病。

　　新提汲的井水，每升水仅含亚硝酸盐 0.017 毫克，在室温下储存 3 天，亚硝酸盐就上升到 0.914 毫克。原来不含亚硝酸盐的水，储存 1 天后，每升水也会产生亚硝酸盐 0.004 毫克，3 天后上升到 0.011 毫克，20 天后上升到 0.37 毫克。亚硝酸盐可转化为致癌的亚硝胺，对人体有极大危害性。因此，瓶装饮料不得超过 3 天存放期，桶装水不得超过 10 天，否则都变成陈水了。

　　在日常生活中，常有人为泡茶，将开水反复烧开，在边远的农村还存在用蒸锅水煮粥、煮面等传统习惯。这都是对健康不利的。要知道：经过长时间煮过的水已经老化了，水分子的链状结构大部分被破坏，同时也使有毒物质增加，特别是亚硝酸盐离子还原为亚硝酸盐，对健康有极大危害。

缺水可引起哪些疾病？

最常见由缺水而引发的疾病，或使病情加重的，主要有老年人患脑血管病，男女泌尿系感染及小儿上呼吸道炎症及无名发热等。

缺水何以引起脑血管疾病？

我国已进入老龄社会行列，脑血管疾病是老年人的主要疾病之一。老年群体最易缺水，因为老年人一般对口渴反应不敏感，如患有老年痴呆症，就更不会主动喝水。缺水会使血液粘稠，使血流缓慢，易引发脑梗死等，故老年人缺水是最危险的因素。因此，老年人的食谱，必须有充足的饮品，以满足生理所需的水。家人和护理人员一定不要忘了提醒老人饮水，特别是入睡前与起床后，可喝1杯凉白开水。

泌尿系感染与缺水有何关系？

泌尿系由肾、输尿管、膀胱及尿道组成。泌尿系感染是指这些部位的感染，一般是由下而上发展的，先是尿道炎、膀胱炎，此时如能及时治疗及大量饮水，三五天即可治愈。如治疗不彻底或存在其他原因，常在夏天因出汗多而失水，若未及时补水则尿道炎症极易复发，出现刺激症状和尿浓缩变为黄色。如能经常饮足量的水，使尿量增加，通过排尿冲刷尿道，排出细菌，即可减少本病的发生。

前列腺疾病与缺水有关吗？

（1）缺水可加重前列腺炎的症状：前列腺炎

是一种痛苦大、压力重、治疗难的疾病。多数伴有尿道刺激症状，每当饮水不足时尿道刺激症状即加重。有些虽已得到有效治疗，但在饮水不足使尿浓缩时，又可引起尿道刺激症状。因此，有前列腺炎的患者就要经常饮水，只要饮足水就可减少尿道刺激，提高治疗效果。

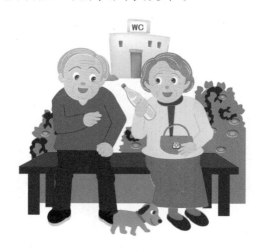

（2）前列腺增生是容易导致缺水的原因：前列腺增生，也称前列腺肥大，是中老年男性多发病。老年人本来对口渴就不敏感，再患上前列腺增生时，就更易缺水。为什么？白天外出，因排尿不方便，而控制饮水；夜间排尿频是本病的症

状之一，为怕影响睡眠，睡前又不敢饮水。如此
24 小时都在缺水中。结果，不但对泌尿系不利，
对全身各器官组织也是有害的。因此，绝不要怕
尿频影响睡眠而忍渴，忍渴是得不偿失的。可采
取少量多次喝水的方法，也可每次排尿后就喝
30 毫升～50 毫升水。